BEI GRIN MACHT SICH IHR WISSEN BEZAHLT

AF144755

- Wir veröffentlichen Ihre Hausarbeit,
  Bachelor- und Masterarbeit

- Ihr eigenes eBook und Buch -
  weltweit in allen wichtigen Shops

- Verdienen Sie an jedem Verkauf

Jetzt bei www.GRIN.com hochladen und kostenlos publizieren

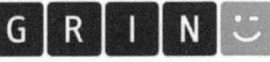

Bibliografische Information der Deutschen Nationalbibliothek:

Die Deutsche Bibliothek verzeichnet diese Publikation in der Deutschen National-
bibliografie; detaillierte bibliografische Daten sind im Internet über http://dnb.d-
nb.de/ abrufbar.

Impressum:

Copyright © 2014 GRIN Verlag, Open Publishing GmbH
Druck und Bindung: Books on Demand GmbH, Norderstedt Germany
ISBN: 978-3-668-11430-2

Dieses Buch bei GRIN:

http://www.grin.com/de/e-book/312428/rehabilitation-nach-einem-herzinfarkt-
massnahmen-und-prozesse-in-der-praxis

Stefanie Galetzka

Rehabilitation nach einem Herzinfarkt. Maßnahmen und Prozesse in der Praxis

GRIN Verlag

GRIN - Your knowledge has value

Der GRIN Verlag publiziert seit 1998 wissenschaftliche Arbeiten von Studenten, Hochschullehrern und anderen Akademikern als eBook und gedrucktes Buch. Die Verlagswebsite www.grin.com ist die ideale Plattform zur Veröffentlichung von Hausarbeiten, Abschlussarbeiten, wissenschaftlichen Aufsätzen, Dissertationen und Fachbüchern.

Besuchen Sie uns im Internet:

http://www.grin.com/

http://www.facebook.com/grincom

http://www.twitter.com/grin_com

Rehabilitation nach einem Herzinfarkt

STEFANIE GALETZKA, 04. JULI 2014

Gliederung

1. Rehabilitation
- Was ist das?
- Leistungen
- Indikatoren

2. Herzinfarkt
- Was ist das?
- Epidemiologie
- Symptome

3. Rehabilitation nach einem Herzinfarkt
- Akuttherapie (Phase I)
- Kardiologische Rehabilitation (Phase II)
- Wiedereingliederung in das Erwerbsleben
- Ambulante Nachsorge (Phase III)
- Rolle des Sozialarbeiters

1. Rehabilitation – Was ist das?

„Rehabilitation ist die Gesamtheit aller Maßnahmen, die
erforderlich sind, um für einen Rehabilitanden die
bestmöglichen körperlichen, seelischen und sozialen
Bedingungen zu schaffen, die ihn aus eigener Kraft befähigen,
einen möglichst normalen Platz in der Gesellschaft
wiederzugewinnen und so ein aktives und

produktives Leben zu führen (WHO 1986)."

1. medizinische Rehabilitation (§§ 26-332 SGB IX)

Ärztliche oder ärztlich angeordnete Maßnahmen:
− chirurgische und orthopädische Eingriffe,
− Ergotherapie,
− Bewegungstherapie oder
− Psychotherapie (muss auf Eingliederung Behinderter gerichtet sein)

2. berufliche Rehabilitation (§§ 33-43 SGB IX)

Maßnahmen zur Ermöglichung der Berufsausübung:
− Berufsberatung,
− Stellenvermittlung,
− Berufsschulung oder
− Arbeitstraining

3. soziale Rehabilitation (§§ 55-59 SGB IX)

Maßnahmen zur familiären, gesellschaftlichen und wirtschaftlichen Eingliederung:
− Fürsorgerische Betreuung von Behinderten

Quelle: Bucher & Morabia 2011, S. 204; SGB IX

> die Rehabilitationsbedürftigkeit

> die Rehabilitationsfähigkeit

> die Rehabilitationsprognose

Rehabilitationsbedürftigkeit
– drohende oder manifestierte Beeinträchtigung der Teilhabe

Rehabilitationsfähigkeit
– umfasst die somatische und psychische Verfassung des Patienten
  (Motivation/Motivierbarkeit und Belastbarkeit)

Rehabilitationsprognose
– medizinisch begründete Wahrscheinlichkeitsaussage über den Erfolg der
  Rehabilitation

Quelle: BAR 2005, S. 17f

1. medizinisch-pshysiologischer Aufgabenbereich

Risikoabschätzung als Grundlage für kurz- und langfristig notwendige Maßnahmen zur
- Verringerung der Leistungseinschränkung
- Verringerung der sozialen Beeinträchtigung
- Verbesserung der Lebensqualität und der Prognose
➢ weitgehende Kompensation irreparabler Folgezustände

2. psychosozialer Aufgabenbereich

- Hilfe bei der emotionalen und rationalen Krankheitsbewältigung
- Hilfe bei der beruflichen und gesellschaftlichen Reintegration

3. Gesundheitsbildung

- Verhaltensänderung (Primär-, Sekundär- und Tertiärprävention)
- Bewusstmachen der Risikofaktoren (für Koronarkrankheiten)
- dauerhafte Gesundheitsplanung

Quelle: BAR 1997, S.11f

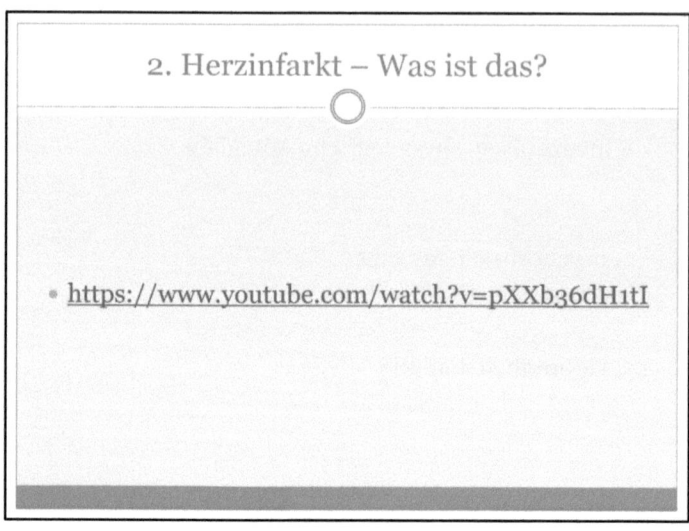

Herzinfarkt – Was ist das?

Herzinfarkt (Myokardinfarkt - griech.)
myokard– Herzmuskel und *infarct* – hineingestopft (Flink et al. 2013, S. 19)

„Untergang eines Gewebebezirks des Herzens durch plötzliche, örtlich begrenzte Minderdurchblutung des Herzens." (BAR 1997, S. 72)

Angina pectoris
„Angina pectoris sind anfallsweise auftretende Schmerzen in der Herzgegend durch Krankheit der Herzkranzgefäße." (vgl. BAR 1997, S. 71)

Arteriosklerose
„Arteriosklerose umfasst fortschreitende krankhafte Veränderungen der Innenhaut der arteriellen Gefäße, mit Verhärtung, Verdickung, Elastizitätsverlust und Verengung der Gefäßlichtung." (vgl. BAR 1997, S. 71)

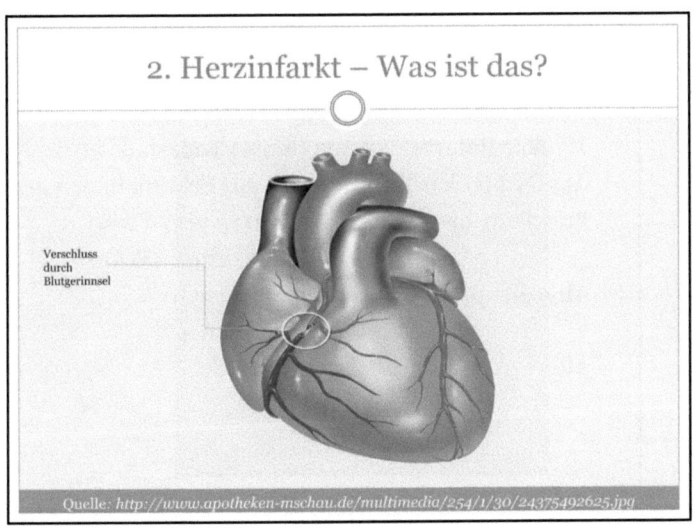

2. Herzinfarkt – Was ist das?

Verschluss durch Blutgerinnsel

Quelle: http://www.apotheken-mschau.de/multimedia/254/1/30/24375492625.jpg

Risikofaktoren

- Rauchen
- Bewegungsmangel
- Fettstoffwechselstörung
- Arterielle Hypertonie (Bluthochdruck)
- Diabetes mellitus
- Adipositas
- Psychosozialer Stress

Quelle: Schwarzer 2011, S. 138-ff

2. Herzinfarkt - Epidemiologie

- Myokardinfarkt - 55 425 (6,4%) Todesfälle 2012
- Akuter Myokardinfarkt - 217 294 Erkrankungen 2011
- Prävalenz bis 44 Jahre: Männern bis zu 2 %
                         Frauen unter 1%
- Altersgruppe 45-64 Jahre: Männer 10 %
                         Frauen 4 %
- Altersgruppe 65+: Männer 28 %
                         Frauen 18 %

Quelle: Statistisches Bundesamt 2011; Robert Koch Institut 2012, S. 96

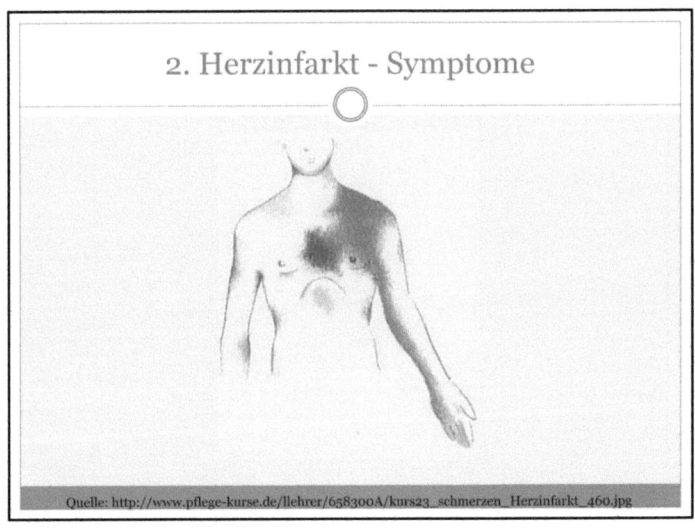

2. Herzinfarkt - Symptome

Symptome
- Brustschmerz
- Brennen oder Druckgefühl hinter dem Brustbein
- Gefühl eines „Steins in der Brust"
- ausgeprägtes Engegefühl
- Schmerzen häufig mit Todesangst verbunden
- Schmerzen können in linken Arm/Schulter/Hals/Unterkiefer ausstrahlen
- bei Frauen kann Schmerz in den Rücken ausstrahlen

Weitere Beschwerden oder Begleitsymptome sollten zusätzlich Beachtung finden.
- Kalter Schweiß und Gesichtsblässe
- Übelkeit, Erbrechen, drohende Ohnmacht, unklare Mattigkeit

Quelle: BAR 1997, S. 27f; Schwarzer 2011, S. 140

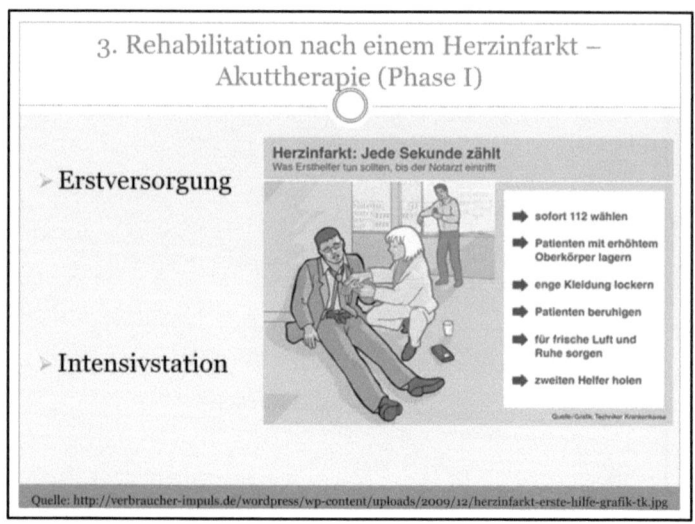

3. Rehabilitation nach einem Herzinfarkt – Akuttherapie (Phase I)

Erstversorgung

Intensivstation

Herzinfarkt: Jede Sekunde zählt
Was Ersthelfer tun sollten, bis der Notarzt eintrifft

- sofort 112 wählen
- Patienten mit erhöhtem Oberkörper lagern
- enge Kleidung lockern
- Patienten beruhigen
- für frische Luft und Ruhe sorgen
- zweiten Helfer holen

Quelle: http://verbraucher-impuls.de/wordpress/wp-content/uploads/2009/12/herzinfarkt-erste-hilfe-grafik-tk.jpg

Erstversorgung
– Maßnahmen sind auch bei Verdacht eines Herzinfarkts einzuleiten

Intensivstation
– Wiederöffnung des verschlossenen Infarktgefäßes durch Einleitung der intravenösen Fibrinolyse
– bedrohtes Herzmuskelgewebe kann vor irreversibler Schädigung bewahrt werden

Quelle: BAR 1997, S. 27ff

3. Rehabilitation nach einem Herzinfarkt – Akuttherapie (Phase I)

> Frühmobilisation

> Medikamentöse Langzeitbehandlung

> Psychosoziale Betreuung

Frühmobilisation
- 1-2. Tag: Krankengymnastik 2x täglich 10 Minuten
- 3-4. Tag: Krankengymnastik täglich 1-2x 20 Minuten
- 5-6. Tag: Krankengymnastik täglich 1x 30 Minuten
- ab 7. Tag: Krankengymnastik täglich 1x 30 Minuten

Medikamentöse Langzeitbehandlung
- Wiederherstellung der Leistungsfähigkeit
- Reduktion der Angina pectoris
- 3 bewährte Substanzgruppen sind: die Beta-Rezeptoren-Blocker („Beta-Blocker"),
die Nitrate und
die Kalzium-Kanal-Blocker („Kalzium-
Antagonisten").

Psychosoziale Betreuung
- durch Ziele des Akutkrankenhauses oft nicht in ausreichendem Maße durchgeführt
- erstes Wissen zum Krankheitsbild und zur Veränderung bestimmter Lebensweisen (Ärzte/Pfleger/Therapeuten)
- Sozialarbeiter beraten, kümmern sich um Anträge und schaffen in Gesprächen ein Problembewusstsein (Motivation zur Rehabilitation)

Quelle: BAR 1997, S. 31-33, S. 51f

Einschätzung der Prognose und Einleitung der Anschlussrehabilitation

- Prognose wichtig für die folgenden sozialmedizinischen Konsequenzen
- Einschätzung krankheitsbedingter Fähigkeitsstörungen
- Infarktgröße ist entscheidende Determinante für die künftige Lebenserwartung des Patienten
- Ausmaß der arteriosklerotischen Veränderung wird betrachtet
- Auftreten von Rhythmusstörungen wird betrachtet

Rehabilitationsziele

- Verbesserung der Lebensqualität und Lebenserwartung
- behinderungsgerechte Wiedereingliederung in soziales und berufliches Umfeld
- Vermeidung/Verminderung der Pflegebedürftigkeit (ältere Patienten)
- Ziele aller Beteiligten weichen voneinander ab

Quelle: BAR1997, S. 37-41

Zwei grundliegende Aufgaben der Funktions- und Leistungsdiagnostik

1. Zusammenfassende Beurteilung
   – der ausführlichen Anamnese
   – der derzeitigen Beschwerden
   – des klinischen Befundes und
   – der Befunde aus dem Akutkrankenhaus

2. Verlaufsbeobachtungen (mit Funktionsprüfungen unter zunehmend alltagsähnlichen Belastungssituationen)

Rehabilitationsplan
– Aufklärung des Patienten über seine Erkrankung und deren Auswirkungen
– Hilfe bei der rationalen und emotionalen Krankheitsverarbeitung
– therapeutische Maßnahmen zur Begrenzung des Schadens und
– Reduktion der krankheitsbedingten Fähigkeitsstörungen
– Optimierung, ggf. Einleitung von Maßnahmen zur Tertiärprävention
– körperliche Remobilisierung
– Hilfe bei der sozialen Reintegration

Quelle: BAR 1997, S. 37f

3. Rehabilitation nach einem Herzinfarkt – kardiologische Rehabilitation (Phase II)

Gesundheitsbildung/-training

- Elementarer Baustein der med. Rehabilitation

- Compliance herstellen (Behandlungstreue)

- Verbindung zwischen Erkrankung und Risikoverhalten verständlich machen

- Interdisziplinäre Zusammenarbeit ist Voraussetzung

- Einbeziehung der Partner

Wissensvermittlung über die Erkrankung, deren Entstehung, Risiken und Behandlung

In Form von anschaulichen Vorträgen

Wichtige Themen:
- Aufbau und Funktion des Herz- und Kreislaufsystems
- Arteriosklerose und Herzinfarkt
- Risikofaktoren und Prävention
- Bedeutung der wichtigsten Medikamente
- Bedeutung der Bewegungstherapie bei Herz- und Kreislauferkrankungen
- gesunde Ernährung; Bedeutung diätetischer Maßnahmen nach Herzinfarkt
- „Alltagsdrogen" (z. B. Rauchen, Alkohol)
- Einfluss von Verhaltensweisen und -strukturen auf den Krankheitsverlauf
- Sexualverhalten

Individuelle Beratung durch alle Beteiligten

Gesundheitstrainings
- Bewegungstrainings
- Reduktion von Übergewicht
- Ernährungstrainings
- Diabetikerschulungen

Quelle: BAR 1997, S. 41f; Hörning 2011, S. 27

3. Rehabilitation nach einem Herzinfarkt – kardiologische Rehabilitation (Phase II)

Psychologische Betreuung

- Psychologe, Arzt, Pflegepersonal, Bewegungstherapeut und Soziarbeiter arbeiten zusammen

- Rationale und emotionale Krankheitsbewältigung

Inhalte und Lernziele
- Abbau krankheitsbedingter Angst und Unsicherheit
- Akzeptanz und Verarbeitung der Erkenntnis, am Herzen erkrankt zu sein
- Verarbeitung von Begleiterscheinungen und Folgen der koronaren Herzerkrankung und des Myokardinfarkts
- Erkennen gesundheitschädigender und risikoreicher Verhaltensmuster
- Bewusstmachen möglicher Probleme bei der Rückkehr in das gewohnte soziales Umfeld
- Entwicklung alternativer Verhaltensstrategien zur Risikovermeidung und Stressbewältigung
- Neuorientierung in Bezug auf das Gesundheitsverhalten in Beruf und Freizeit
- Verringerung von Unsicherheiten im Sexualverhalten nach Herzinfarkt

Psychotherapeutische Gruppen
- Stressbewältigungstraining
- Entspannungstraining
- Nichtrauchertraining

Quelle: BAR 1997, S. 43f

**3. Rehabilitation nach einem Herzinfarkt –
kardiologische Rehabilitation (Phase II)**

Diätische Therapie

‣ Partner mit einbeziehen

‣ Gezielte Ernährungsberatung
durch Arzt und Diätassistenten

‣ Anschaulichkeit und Praktikabilität

‣ Schmackhafte Rezepte

Quelle: BAR 1997, S. 46

**3. Rehabilitation nach einem Herzinfarkt –
kardiologische Rehabilitation (Phase II)**

Ergotherapie

‣ Neue Möglichkeiten zur kreativen Freizeitgestaltung

‣ Erfolgserlebnisse zur Motivation

‣ Unter Umständen Wiederherstellung der
Feinmotorik

Quelle: BAR 1997, S. 48

Belastungen

1. Dynamische Belastungen
 – sind bevorzugt anzuwenden
 – Wandern, Jogging, Radfahren, Schwimmen, Gymnastik, Skilanglauf u.a.
 – systolischer Blutdruck steigt proportional zur Belastungsintensität
 – geringer myokardialer Sauerstoffbedarf

2. Statische Belastung
 – sind zu vermeiden
 – Tragen von Lasten, Gewichtheben, Liegestütze, Abfahrtski, Geräteturnen, Surfen, Bowling
 – rascher Anstieg des systolischen und des diastolischen Blutdrucks
 – relativ hoher Sauerstoffverbrauch bei geringer Belastung

Training
 – 3-4x die Woche zur Verbesserung der körperlichen Leistungsfähigkeit
 – Ausdauertraining, Übungen zu Flexibilität und Koordinationsvermögen

Quelle: BAR 1997, S. 48f

3. Rehabilitation nach einem Herzinfarkt – kardiologische Rehabilitation (Phase II)

Training der kardiologischen Rehabilitation

Ergometertraining

Schwimmtraining

Terraintraining

Gymnastik

Ergometertraining
- genaue Vorgabe der Trainingsintensität
- hohe therapeutische Effektivität
- hohe Sicherheit
- täglich 15-20 Minuten

Schwimmtraining
- zu langfristigem Bewegungstraining motivieren
- nur für Patienten mit höherer Leistungsfähigkeit

Terraintraining
- pulsüberwacht
- gezieltes Üben im Gelände
- Gruppen bis 15 Personen
- kommunikative Integration der Patienten

Gymnastik
- orthopädisch ausgerichtet
- steigert sich über gesamte Rehabilitation
- Hockgymnastik → Standübungen → Gymnastik mit Geräten → leichte Spiele
- Verbesserung der Koordination, Flexibilität und Erlernen Herz-Kreislaufschonender Ausführung von Alltagsbelastungen

Quelle: BAR 1997, S. 50f

3. Rehabilitation nach einem Herzinfarkt – kardiologische Rehabilitation (Phase II)

Medikamentöse Therapie

- antianginöse Therapie
- Beachtung mehrerer Komponenten im Rehabilitationsverlauf (Herzrhytmusstörungen, OP etc.)
- Einstellung der Risikofaktoren (Blutzucker, Cholesterin, Hypertonie)

antianginöse Therapie
- Häufigkeit und den Schweregrad der Angina-pectoris-Anfälle senken
- Drei bewährte Substanzgruppen: Beta-Rezeptoren-Blocker
                                    Nitrate
                                    Kalzium-Kanal-Blocker

Reduktion des Risikos thrombotischer Gefäßverschlüsse
- Einsatz von Acetysalicilsäure (ASS) in geringer Dosierung
- Antikoagulation (Gabe eines Medikamentes zur Hemmung der Blutgerinnung) mit Phenprocoumon (Marcumar)

Medikamentöse Therapie koronarer Risikofaktoren
- Antihypertensive Therapie
- Cholesterinsenkung
- Einstellung des Blutzuckers bei Diabetikern

Patient muss über Sinn und Wirkung der Medikamente gut informiert werden, um eine langfristige Compliance zu sichern.

Quelle: BAR 1997, S. 51ff

**3. Rehabilitation nach einem Herzinfarkt –
kardiologische Rehabilitation (Phase II)**

Das interdisziplinäre Reha-Team

- Enge Zusammenarbeit aller an der Therapie
  Beteiligter
- Arzt ist Koordinator der Kooperation
- Regelmäßige Teambesprechungen
- Interne Fortbildungen für alle Beteiligten

Quelle: BAR 1997, S. 54; BAR 2005, S. 24

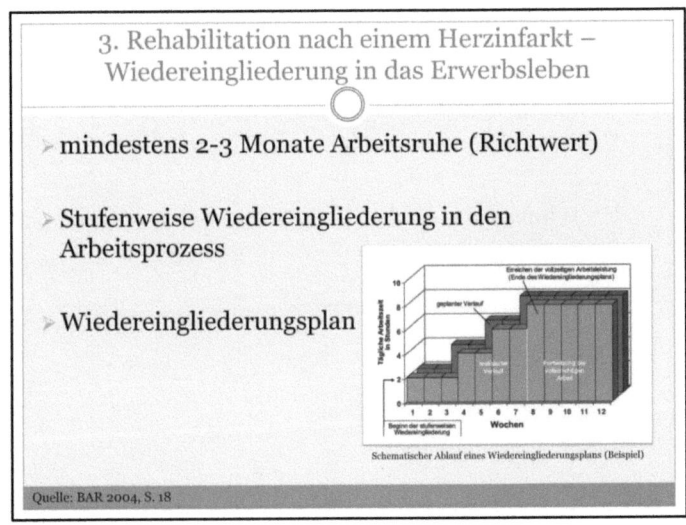

3. Rehabilitation nach einem Herzinfarkt –
Wiedereingliederung in das Erwerbsleben

> mindestens 2-3 Monate Arbeitsruhe (Richtwert)

> Stufenweise Wiedereingliederung in den
Arbeitsprozess

> Wiedereingliederungsplan

Schematischer Ablauf eines Wiedereingliederungsplans (Beispiel)

Quelle: BAR 2004, S. 18

Arbeitsruhe
- 2-3 Monate nach unkompliziertem Herzinfarkt
- Berufe mit körperlicher Schwerstarbeit sind zu meiden
- Berufe mit hohem Konzentrationsaufwand oder Verantwortung für andere
  Menschen sind zu meiden

Stufenweise Wiedereingliederung in den Arbeitsprozess
- Zielgruppe: Personen die wegen Krankheit über lange Zeit aus dem Erwerbsleben
  ausgegliedert waren
- Arbeitsbelastung auf psychische und physische Situation abgestimmt
- stufenweise Heranführung an die volle Arbeitsbelastung
- Stellungnahme des Betriebsarztes oder MDK einholen (§ 74 SGB V)
- für Arbeitnehmer und Arbeitgeber stets freiwillig
- weiterhin Anspruch auf Krankengeld
- Zeitrahmen 6 Wochen bis zu 6 Monaten

Wiedereingliederungsplan
- ständige medizinische Überprüfung
- Anpassung an individuelle gesundheitliche Erfordernisse
- vom Plan kann abgewichen werden (Rückgang auf vorherige Stufe oder längeres
  Verweilen auf jetziger Stufe)

Quelle: BAR 1997, S. 65ff; BAR 2004, S. 14f; §§ 48-49 SGB V;

21

Umsetzung auf einen anderen Arbeitsplatz
– wenn Belastungen am Arbeitsplatz zu hoch sind
– Arbeitsbelastungen des gewünschten Arbeitsplatzes müssen aufgeführt werden
– Betriebsarzt muss einbezogen werden

Umschulung (als berufsfördernde Leistung zur Rehabilitation)
– Arbeitsamt erarbeitet Eingliederungsvorschlag unter Berücksichtigung von
  Eignung, Neigung, bisheriger Tätigkeit und Arbeitsmarktlage
– betriebliche Umschulung kann ebenfalls in Betracht kommen
– bei Hilfebedarf kommt ein Berufsförderungswerk in Betracht

Anerkennung der Schwerbehinderung
– zum Erhalt des Arbeitsplatzes (besonderer Kündigungsschutz)
– verschiedene Vorteile (Steuererleichterungen, Absenkung des
  Renteneinstiegsalters etc.)

Rentenantrag
– erst nach Ausschöpfung aller medizinischen und berufsfördernden Maßnahmen

Quelle: BAR 1997, S. 66f

3. Rehabilitation nach einem Herzinfarkt – Lebenslange Nachbetreuung (Phase III)

Nachsorge im häuslichen Umfeld

> Betreuung durch behandelnden Arzt

> Rehabilitationssport bei Koronarkranken

Betreuung durch behandelnden Arzt
– die medikamentöse Behandlung,
– die Überwachung der Herz-Kreislauf-Befunde,
– die Überwachung der messbaren Parameter im Hinblick auf die Risikofaktoren (z.B. Blutdruck, Blutfette)
– die Gesundheitsberatung (+ Hinweises auf ambulante Herzgruppen)
– Empfehlung von Gruppenkursen (z.B. Ernährungsberatung, Entspannung)
– Kranken- und Rentenversicherungsträger (Kenntnisse über regionale Gesundheitsangebote)

Rehabilitationssport bei Koronarkranken
– örtliche Herzgruppen
– durch Bewegungstherapie, Entspannungsübungen und Gruppengespräche sollen Krankheitsfolgen kompensiert werden
– Übungsleiter
– Bewegungstherapie: Entängstigung, Austesten eigener Belastungsmöglichkeiten und –grenzen

Quelle: BAR 1997, S. 69f

3. Rehabilitation nach einem Herzinfarkt – Rolle der Sozialen Arbeit

Krankenhaussozialdienst

- Soziale Beratung
- Antrag Schwerbehindertenausweis
- Hilfen zur Arbeitsplatzgestaltung
- Hilfe bei Angst- und Depressionsbewältigung
- Vermittlung in Herzgruppen
- Mitwirkung bei der Beantragung von Reha-Behandlungen
- Case-Management

Quelle: Schwarzer 2011, S. 141f; Höppner 2011, S. 109f

Literatur und Quellen

○

Quellen

www.destatis.de. 2011.
https://www.destatis.de/DE/ZahlenFakten/GesellschaftStaat/Gesundheit/Krankenhaeuser/Tabell
en/DiagnosenInsgesamt.html (Zugriff am 23. Juni 2014).

„www.pflege-kurse.de." www.pflege-kurse.de. kein Datum. http://www.pflege-
kurse.de/llehrer/658300A/kurs23_schmerzen_Herzinfarkt_460.jpg (Zugriff am 24. Juni 2014).

„www.rehaklinik.de." www.rehaklinik.de. kein Datum.
http://www.rehaklinik.de/wecos/wecos.php?&version=&sprache=deu&vorlage=popup-
zoom&ebene1=zoom&ebene2=inhalte&ebene3=401&nur_abbildung_nummer=1&ebene4=saale1
(Zugriff am 22. Juni 2014).

„cd6.aponet.de." cd6.aponet.de. kein Datum.
http://cd6.aponet.de/uploads/pics/4518_gymnastik_main.jpg (Zugriff am 22. Juni 2014).

Krankenkass, Techniker. „verbraucher-impuls.de." verbraucher-impuls.de. 8. Dezember 2009.
http://verbraucher-impuls.de/wordpress/wp-content/uploads/2009/12/herzinfarkt-erste-hilfe-
grafik-tk.jpg (Zugriff am 23. Juni 2014).

Bundesarbeitsgemeinschaft für Rehabilitation. *„Rahmenempfehlungen zur ambulanten und medizinischen Rehabilitation."* Rahmenempfehlungen zur ambulanten kardiologischen Rehabilitation, September 2005.

Bucher, Heiner; Morabia, Alfredo. *„Sekundärprävention: Konzepte und Kriterien." In: Sozial- und Präventivmedizin. Public Health."* von Gutzwiller, Felix; Paccaud Fred, Verlag Hans Huber, Bern, 2009, S. 204-207.

—. *„Arbeitshilfe für die Rehabilitation Koronarkranker."* Schriftenreihe der Bundesarbeitsgemeinschaft für Rehabilitation Heft 2, 17. Juni 1997.

—. *„Arbeitshilfe für die stufenweise Wiedereingliederung in den Arbeitsprozess."* Schriftenreihe der Bundesarbeitsgemeinschaft für Rehabilitation Heft 8, 2004, www.destatis.de. 2011.

Gerdes, N.; Weis, J.*"Zur Theorie der Rehabilitation."* In: Grundlagen der Rehabilitationswissenschaften. Themen, Strategien und Methoden der Rehabilitationsforschung, von Bengel, Jürgen; Koch, Uwe, Springer-Verlag, Berlin, 2000, S. 41-68.

Höppner, Karin. *„Weitere Gesundheitsberufe."* In: Lehrbuch Versorgungsforschung. Systematik – Methodik – Anwendung. von Scriba, Peter C.; Badura, Bernhard; Raspe, Heiner, Schattauer GmbH, Stuttgart, 2011, S. 107-111.

Hörning, Martin. *„Medizinische Grundbegriffe für Soziale Berufe – Sozialmedizin, Gesundheit, Krankheit, Behinderung, Public Health."* In: Medizinische Grundlagen für soziale Berufe. von Schwarzer, Wolfgang, Borgmann Holding AG, Basel 2011, S. 11-36.

Fink, Astrid, und Johann Behrens. *„Fakten und Zahlen zu Brustkrebs und Herzinfarkt."* In: Krankheit: Lernen im Ausnahmezustand. von Dieter Nittel und Astrid Seltrecht, Berlin-Heidelberg, Springer-Verlag, 2013. S. 14-23.

Robert Koch-Institut. *„Chronische Erkrankungen. Koronare Herzerkrankung."* Ergebnisse der Studie - Gesundheit in Deutschland aktuell 2010. Faktenblätter, 2012, S. 96-98.

Schwarzer, Wolfgang. *„Körperliche Erkrankungen und Behinderungen."* In: Medizinische Grundlagen für soziale Berufe. von Schwarzer, Wolfgang, Borgmann Holding AG, Basel 2011, S. 133-180.

Löwel, Hannelore. *„Koronare Herzkrankheit und akuter Myokardinfarkt."* Gesundheitsberichterstattung des Bundes Heft 33, 2006.

www.youtube.com. 16. Februar 2009. https://www.youtube.com/watch?v=pXXb36dH1tI (Zugriff am 24. Juni 2014).

www.destatis.de/DE/ZahlenFakten/GesellschaftStaat/Gesundheit/Krankenhaeuser/Tabellen/DiagnosenInsgesamt.html (Zugriff am 23. Juni 2014).

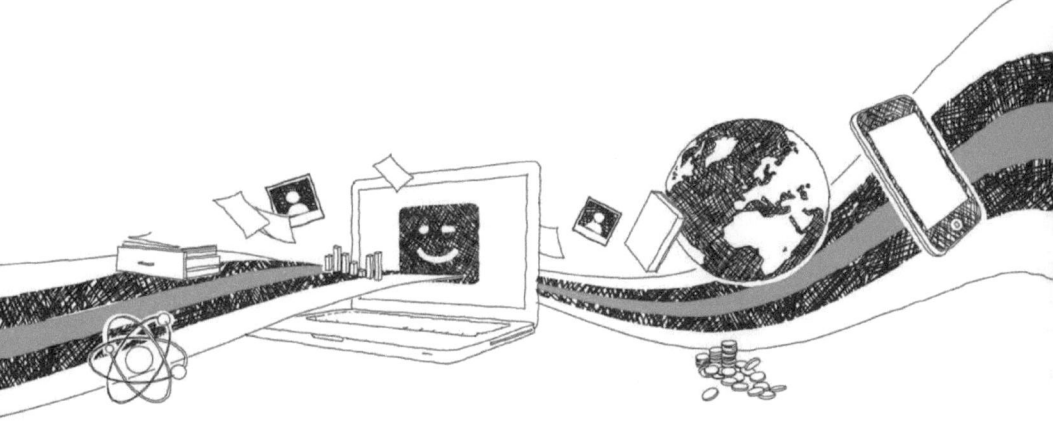
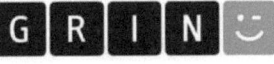